MÉMOIRE

SUR LA NATURE

DES MALADIES ENDÉMIQUES

A CARTHAGÈNE

ET DANS LE MIDI DE L'ESPAGNE,

ET PARTICULIÈREMENT

SUR CELLE DE LA FIÈVRE JAUNE.

DE L'IMPRIMERIE DE P. DIDOT L'AINÉ,
CHEVALIER DE L'ORDRE ROYAL DE SAINT-MICHEL,
IMPRIMEUR DU ROI.

MÉMOIRE

SUR LA NATURE

DES MALADIES ENDÉMIQUES

A CARTHAGÈNE

ET DANS LE MIDI DE L'ESPAGNE,

ET PARTICULIÈREMENT

SUR CELLE DE LA FIÈVRE JAUNE,

PAR M. MIMAUT,

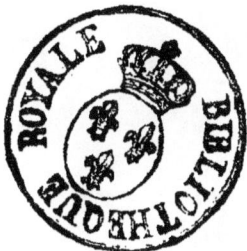 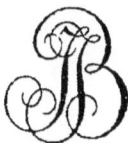

A PARIS,

Chez J.-J. BLAISE, Éditeur des Lettres de Mᵐᵉ DE
Sévigné, Libraire de S. A. S. Mᵐᵉ la duchesse d'Orléans
douairière, quai des Augustins, n° 61, à la Bible d'or.

1819.

AVANT-PROPOS.

L'AUTEUR de ce Mémoire est tout-à-fait étranger, non à l'étude, mais à la pratique des sciences médicales. Il sera peut-être aisé de s'en apercevoir. Appelé par la nature même de ses fonctions en des pays étrangers, il a vu par ses yeux les tristes effets des fléaux dont traite cet opuscule, et il a eu tout le loisir d'en observer l'origine, la marche et les divers phénomènes. Porté par goût à l'étude de ces graves matières qui sont pour l'humanité d'une si haute importance, mais pénétré de l'insuffisance de ses propres lumières, il n'a pas manqué du moins de se faire guider dans ses recherches par les écrits et l'expérience des savants et des médecins, tant français qu'étrangers, cités dans ce Mémoire, qui ont vu ces affreuses maladies dans les mêmes lieux et sur l'opinion desquels la sienne s'est formée.

Après un grand nombre de bons ouvrage

écrits *ex-professo* sur les caractères de la fièvre jaune ou *vomito negro*, il ne faut s'attendre à trouver dans ce Mémoire succinct que des observations personnelles et locales, et, si on peut s'exprimer ainsi, des *notes d'un amateur*. L'auteur peut se rendre au moins le témoignage d'avoir été, dans les moindres détails, d'une scrupuleuse véracité, et d'avoir conservé la plus parfaite indépendance d'opinion. Il aura obtenu tout ce qu'il se propose et tout ce qu'il espère, si l'on rencontre dans cette notice un seul trait, une seule idée, un seul fait, qui soit jugé de quelque utilité, et si, au moment où viennent d'Espagne tant de nouvelles effrayantes, elle ne paraît pas trop au-dessous de l'intérêt des circonstances.

Le Mémoire sur la fièvre jaune et la note dont il est suivi, qui est l'extrait d'un précis historique de l'épidémie de Cagliari en 1816, confirmeront par de nouveaux exemples ce que l'on sait déjà des efforts, bien naturels, si l'on veut, mais bien imprudents, que font, pour dissimuler la vérité, dans les premiers moments, les autorités locales des contrées où ces fléaux éclatent. C'est pour ne pas trop alarmer les esprits, pour ne pas sacrifier quelques intérêts commerciaux, que l'on compromet la sûreté de toute une province, de tout un peuple. On n'en a eu que trop souvent la funeste preuve.

Il faut répéter jusqu'à satiété qu'on ne sauroit jamais prendre de mesures assez multipliées, assez rigoureuses, contre l'invasion de la contagion, et qu'on doit se bien garder surtout d'une aveugle confiance dans des lignes et des cordons, qu'aux plus terribles époques on a vu violer impunément et à peu de frais.

Un chef de l'intendance du Lazaret de Marseille, le plus beau et le plus parfait modèle des institutions de ce genre, demandoit un jour dans un cas imminent, si on avoit pris toutes les mesures de sûreté. — Oui. — Prenez-en de nouvelles. — Cela est fait. — Prenez-en donc encore d'autres.

L'extrait du précis historique de l'épidémie du typhus contagieux de Cagliari, qui en forme de note suit le Mémoire sur la fièvre jaune, servira, par un rapprochement qui peut n'être pas sans utilité, à faire connaître la différence essentielle de la cause, de la marche, des effets de ces deux maladies, sur lesquelles beaucoup de gens du monde se méprennent tous les jours, et qu'ils confondent dans leurs terreurs.

MÉMOIRE

SUR LA NATURE
DES MALADIES ENDÉMIQUES
A CARTHAGÈNE
ET DANS LE MIDI DE L'ESPAGNE,
ET PARTICULIÈREMENT
SUR CELLE DE LA FIÈVRE JAUNE.

———

La réputation d'insalubrité de la ville de Carthagène est tellement établie, qu'il n'y a pas d'étranger, non seulement des autres pays de l'Europe, mais même des autres parties de l'Espagne qui ne regarde son séjour comme très redoutable. Cette opinion se fonde sur des faits malheureusement trop vrais et trop multipliés; l'histoire des calamités qui ont ravagé cette ville est écrite sur ses ruines.

La fièvre jaune, dont quatre invasions dans l'espace de neuf ans lui ont enlevé plus des deux tiers de ses habitants, n'y a pourtant pas, comme beaucoup de personnes le croient, fixé en permanence son funeste empire. Ce terrible fléau ne renaît que

Opinion générale su Carthagèn sous le raj port de la si lubrité.

par l'effet et le concours des circonstances qui sont nécessaires à son développement, et que ne ramène pas heureusement chaque révolution du soleil.

Maladies dominantes à thagène. Les maladies dominantes à Carthagène, hors les cas de grandes calamités, sont les fièvres catarrhales, les péripneumonies, les fièvres putrides, et sur-tout les fièvres intermittentes tierces. Toutes sont les effets naturels du climat, de la situation topographique, et du régime de vie des habitants.

Les péripneumonies et les fièvres catarrhales reparaissent au retour des premières chaleurs. Elles sont produites par les variations très rapides de la température, par des coups d'air extrêmement vifs, et par les désordres de l'atmosphère.

Les fièvres putrides plus particulières au beau vallon de Murcie, où elles sont connues sous le nom de *Tabardilio*, s'y déclarent immanquablement tous les ans dans cette saison, et s'y font reconnaître par tous les caractères des typhus, par les pétéchies, par tous les signes de l'inflammation et de la putréfaction.

aladies émiques à thagène. Quant aux fièvres tierces, c'est Carthagène et sa banlieue qui sont leur véritable domaine. Elles y sont endémiques, permanentes, et s'y multiplient sans fin, s'y reproduisent éternellement, et, variant leur allure, tantôt elles sont sporadiques, individuelles et presque bénignes, et tantôt elles exercent leur fureur sous la forme d'affreuses épidémies.

Leurs ravages sont généralement en proportion de la quantité d'eau qui est tombée, et ils commencent quand la chaleur élève les exhalaisons et les miasmes des terrains bas et marécageux qui cernent la ville du côté de la terre.

Une des causes de ces fièvres intermittentes annuelles est sans doute dans le genre de vie des habitants pauvres, qui se nourrissent d'herbes crues, de mauvais fruits, de poisson mal-sain, s'abreuvent d'eaux saumâtres, couchent sur la terre, et sont abandonnés à la plus extrême saleté; mais comme ces mêmes causes n'existent pas chez les habitants aisés, qui ne sont pas pour cela exempts des fièvres tierces, il faut leur chercher une cause plus générale, plus puissante, et on ne peut la trouver que dans les exhalaisons sorties des terrains marécageux dont la ville est environnée. *Causes de ces maladies.*

La preuve en serait, si on en avait besoin, que les habitants de deux villages aux portes de la ville, dont l'un est en ruines, et dont l'autre n'existe plus, situés sur le bord même de ce funeste marécage, ont été de tout temps dévorés de fièvres tierces, et que leur effet morbifique est diminué depuis qu'on en a resserré l'étendue.

Ce marais nommé l'*Almajar* fut jadis un lac salé, qui communiquait avec la mer. C'est ainsi qu'en parlent les géographes de l'antiquité, qui représentent la ville environnée d'eau. Cette communication ayant été supprimée par des attérissements, et par les ouvrages successifs des hommes, le lit du lac, naturellement plus bas que le sol qui l'entoure, devint le réceptacle d'eaux pluviales et saumâtres croupissantes, d'où l'action du soleil élevait et pompait une immense quantité de miasmes délétères. On a vu dans des années de grandes chaleurs les fièvres intermittentes produites par ces exhalaisons devenir de cruelles épidémies. En 1790, plus de quinze cents personnes en furent attaquées, et beaucoup en moururent.

Depuis cette époque on a entrepris le desséchement de l'*Almajar* aux moyens de saignées et de petits canaux, et on y aurait réussi avec plus d'activité et des opérations mieux dirigées. Quelques gouverneurs, hommes de bien, ont fait du moins preuve de zéle ; mais depuis eux les travaux de desséchement ont été de plus en plus négligés ou abandonnés, quoique l'on continue à percevoir les droits établis pour les soutenir. L'agriculture a pourtant fait quelques conquêtes sur les bords de l'*Almajar*, et a rétréci son lit ; mais il en reste assez pour en faire toujours un bien dangereux voisin.

Il est maintenant reconnu que les miasmes extraits par l'ardeur du soleil des lagunes, des marais, des lieux humides, sont la cause universelle des fiévres intermittentes, sous quelque forme qu'elles se manifestent. La conformité de climat, de sol et de site de tous les pays où elles régnent, tout montre qu'elles ont une origine commune. Les eaux stagnantes, dans lesquelles se trouvent des végétaux morts, sont celles d'où il se dégage le plus d'émanations morbifiques, à mesure que le calorique opère la décomposition de ces êtres organiques, et cette cause est plus active et plus pernicieuse quand il se trouve avec les végétaux des animaux morts, et que ces deux principes se trouvent combinés entre eux.

L'homogénéité des effluves marécageux qui produisent les fiévres est maintenant démontrée. Ils ne sont pas et ne peuvent être de nature différente; elle est la même partout comme la composition chimique de l'air. L'agent morbifique né de la fange des marais est un protée qui revêt diverses formes, mais partout, en Europe, en Afrique, en Amérique, il arrive aux mêmes résultats par les mêmes opérations, c'est-à-dire la vaporisation des eaux par la chaleur, et la putréfaction des herbes et des insectes.

L'air, corrompu par les produits gazeux de ces substances végétales et animales en état de décomposition, produit des fièvres diversifiées et modifiées par une plus ou moins grande intensité, suivant les circonstances atmosphériques et les dispositions préexistantes. Voilà le fait, et il est constant; mais ces miasmes, d'un effet si universel, quels sont-ils? quelle est leur nature? Voilà ce qui a échappé à toutes les recherches physiologiques et à toutes les analyses des chimistes. La nature a jusqu'à présent gardé son secret.

Nature es miasmes arécageux.

Un savant médecin espagnol, le docteur *Arejula*, qui jouit dans son pays d'une grande réputation, a proposé son système. Les miasmes paludiques forment, suivant lui, un genre qui se divise en espéces variées seulement par leur degré d'activité ou peut-être par leur quantité dans un espace donné. Il prétend que ces miasmes sont les gaz hydrogène et carbonique, les mêmes qui selon son opinion sont excrétés par le poumon, dans l'acte de la respiration, et il part de cette théorie pour démontrer l'action de ces substances aériformes sur notre machine, et conseiller d'après *Boerhaave* et *Sydenham* l'usage des toniques dans les fièvres intermittentes.

Quoi qu'il en soit, et en attendant qu'on l'ait dé-
fini et classé, ce miasme pernicieux existe et se retrouve dans toutes les parties du monde où le soleil
agit avec force sur des eaux corrompues et des
terrains humides ; car ces deux conditions sont nécessaires l'une à l'autre et n'opèrent pas séparé-
ment.

Réunies, elles engendrent les plus affreuses maladies qui affligent l'espèce humaine.

C'est donc une vérité incontestable que l'action
délétère des émanations putrides, accrue par la
chaleur, est l'origine commune des grandes épidémies, la fièvre intermittente, le typhus, la fièvre
jaune et la peste.

La nature, procédant comme dans le règne végé-
tal, lie ces quatre maladies par des rapports et des
qualités de famille.

L'analogie a porté quelques grands médecins à
considérer l'affection fébrile provenant des miasmes
marécageux, comme un genre qui se diviserait en
espèces, ou comme une même maladie subdivisée
en quatre variétés correspondantes aux quatre parties du globe, et qui par les mêmes causes serait la
peste en Orient et en Afrique, la fièvre jaune en
Amérique, la fièvre intermittente pernicieuse dans
le midi de l'Europe, et le typhus au nord. Dans ce

La
différence
des climats
en diversifie
les effets.

système ces maladies auraient avec une commune origine une essence unique, susceptible de se montrer sous plusieurs formes, et avec des degrés différents d'intensité, suivant le plus ou moins d'énergie des causes atmosphériques et occasionelles.

Le docteur *Audouard*, qui dans une longue pratique aux armées d'Italie, du Nord et d'Espagne, a eu le temps de faire des expériences comparatives, a donné carrière à son imagination, et a personnifié la quadruple cause de ces cruelles maladies sous la figure d'une hydre, dont le corps, plongé dans le limon des marais, en laisse sortir quatre têtes hideuses, et par chacune d'elles dirige son souffle empoisonné vers une des quatre parties du monde.

Les faits et l'observation n'expliquent pas moins bien que cette idée poétique les rapports qu'ont entre elles les quatre fléaux qui dévorent l'espéce humaine.

Chacun d'eux est comme une puissance qui jouit de tout le développement de ses forces dans les lieux de sa résidence naturelle, et s'y approprie tous les principes morbifiques et tout ce qui peut étendre son empire. En Égypte, la peste étant dominante, sa virulence est augmentée autant par les causes générales éloignées ou prochaines, que par la disposition des sujets. Il en est de même de la fièvre intermittente sur les deux continents. Elle peut être ou bénigne ou pernicieuse à divers degrés déterminés par la latitude plus ou moins méridionale, par l'état de l'atmosphère, et par les causes accidentelles.

Le professeur *Baumes* dit dans son *Traité des effluves marécageux* que l'action des émanations virulentes des marais produit la fièvre intermittente la moins putride jusqu'à la fièvre pestilentielle la plus développée.

S'il est vrai, comme on l'a dit, que la fièvre intermittente est à la fièvre jaune ce que le typhus est à la peste, qui ne diffèrent entre eux suivant *Hoffman, Vogel, Cullen, Sydenham* et une foule de grands médecins, que par le degré d'inflammation, et par l'accident des bubons et charbons qui caractérisent cette dernière, ne peut-on pas, raisonnant par analogie, se demander si la fièvre intermittente, qui est le minimum de l'action morbifique, acquérant graduellement, par les circonstances concomitantes, un caractère pernicieux porté jusqu'à une très grande intensité, ne pourrait pas devenir une véritable épidémie contagieuse?

Les fièvres intermittentes peuvent-elles devenir contagieuses?

Ici les faits parlent et l'expérience répond.

Une fièvre intermittente épidémique qui éclata

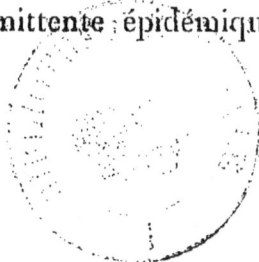

en 1802 à Pithiviers fut rendue contagieuse par le concours des causes accidentelles.

Il en fut de même de celle qui régna à la fin du dix-septième siécle à Rome, après un débordement extraordinaire du Tibre.

Il n'est pas contraire à l'analogie que présentent d'autres phénoménes pathologiques, dit M. de *Humboldt*, qu'une maladie qui n'est pas essentiellement contagieuse puisse, sous une certaine influence du climat et des saisons, par l'accumulation des malades et par leur disposition individuelle, prendre un caractère contagieux.

Le docteur *Bally*, qui a pratiqué avec une égale distinction sur les deux continents, rapporte (TYPHUS D'AMÉRIQUE, PARIS 1814.) 1° Qu'*Amelung* a vu la fiévre intermittente se répandre par contagion; 2° que, selon *Wilson*, les fiévres intermittentes, acquises par contagion, ont le carctère du typhus; 3° que *Stix* a vu des fiévres intermittentes simples passer à l'état pernicieux, et devenir contagieuses.

Il ajoute que dans les villes du Sud de l'Amérique cette fiévre se répand fréquemment par contagion.

« Plus une intermittente est pernicieuse, a prononcé *Lancisi*, plus elle tend vers le type continu qui est assez familier aux fiévres contagieuses. »

Le docteur *Bally* dit de la fièvre jaune qu'elle est quelquefois bénigne, et n'a pas toujours assez d'intensité pour se communiquer, et c'est ce qu'assure de la peste elle-même le baron *Desgenettes*. Ne pourrait-on pas dire qu'alors la fièvre jaune descend à un degré inférieur, et que la fièvre intermittente pernicieuse s'élève à un degré au-dessus quand elle prend le caractère contagieux.

Le même docteur *Bally* trouve à l'intermittente pernicieuse de grandes affinités avec la fièvre jaune et la peste.

Quant au docteur *Audouard*, son opinion n'est pas équivoque. Il établit positivement que non seulement les fièvres intermittentes pernicieuses sont de même nature que le typhus, la peste et la fièvre jaune, maladies essentiellement contagieuses, mais même que toute maladie épidémique, provenant des émanations marécageuses ou animales, est susceptible de se communiquer.

Le médecin anglais *Cleghorn* assure que les fièvres tierces ont autant de droit à être appelées contagieuses que la rougeole, la petite vérole, et autres maladies de ce genre.

Beaucoup de médecins espagnols, qui ont été à portée d'étudier ces maladies sur le terrain, sont du même avis. Don *Joseph Martinez* a fait le rapport à la société royale de médecine à Madrid d'une épidémie d'intermittente pernicieuse apportée dans un village de la Manche, toujours exempt de cette maladie, par un ouvrier qui l'avait prise dans un pays infecté ! Don *Gregorio Bannarez* disait à la même société dans un mémoire *sur les avantages de l'emploi du quinquina*, qu'à son avis les fièvres tierces étaient une maladie contagieuse qui suivait l'ordre et les progrès des autres maladies du même genre. « *Las tercianas eran à mi parecer una enfermedad* « *contagiosa, que seguia proporcionalmente el orden* « *de las enfermedades contagiosas.* »

Après tant d'autorités, et bien d'autres encore nécessairement omises en ce lieu, qui établissent que la fièvre intermittente pernicieuse peut se communiquer par contagion, une autre question se présente, qu'amène la solution de la première.

Devenues pernicieuses au plus haut degré, sont-elles autre chose que la fièvre jaune elle-même?

L'intermittente pernicieuse, portée à son plus haut degré d'intensité, et sous la forme d'épidémie contagieuse, ne peut-elle pas devenir, avec une nuance de plus, la fièvre jaune elle-même? Ces deux maladies, nées des mêmes causes, et dans des climats analogues, régnant aux mêmes époques, et par les mêmes lois, précédées de symptômes pareils, et accompagnées de pareils phénomènes, ne présentent-elles pas dans certains cas une véritable dentité?

Les autorités les plus imposantes et l'expérience répondront encore à cette question.

Sans parler du docteur *Audouard*, dont l'opinion est très prononcée à ce sujet, et qui déclare formellement que la fièvre intermittente pernicieuse soutient très bien le parallèle avec la fièvre jaune, et qu'elle affecte la même forme et la même marche, M. de *Humboldt*, toujours fort bon à citer, rapporte, pour prouver que le *Vomito* n'est point limité à l'Amérique, qu'on a vu dans la campagne de Rome des hommes mourir de fièvres accompagnées des symptômes qui caractérisent la fièvre jaune.

Un grand nombre de médecins de cette grande ville et plusieurs de nos médecins militaires français, que les événements y ont conduits, sont d'opinion qu'il suffirait d'augmenter d'un faible degré la chaleur de l'atmosphère de ce pays, pour qu'il réunît toutes les conditions qui favorisent le développement spontané de la fièvre jaune en Amérique, et qu'un été extrêmement chaud pourrait y exaspérer les symptômes de la fièvre intermittente au point d'en faire une véritable fièvre jaune, ou de l'en rapprocher tellement qu'il serait impossible d'en faire la distinction.

L'une et l'autre présentent le même phénomène d'un extrême désordre dans les fonctions du système vasculaire et du système bilieux.

Dans les premiers temps où la fièvre jaune fut observée, elle passa pour un genre à part, pour une maladie *sui generis*; mais aujourd'hui on ne la regarde plus généralement que comme le maximum des fièvres bilieuses. C'est l'opinion d'un grand nombre d'observateurs, de *Pringle*, de *Chevalier*, *Berte*, *Leblond*, *Cailliot* et *Humboldt*.

Un fort habile professeur espagnol n'a jamais voulu lui donner d'autre nom que celui de fièvre intermittente très pernicieuse.

Un fait précieux à l'appui du système qui ne fait de la fièvre jaune proprement dite que le maximum, ou le degré le plus exalté des fièvres intermittentes bilieuses et putrides, se trouve dans l'ouvrage même publié sous le titre de *Description de la fièvre jaune des Andalousies* par le docteur *Don Juan Arejula*, médecin de la chambre honoraire du roi d'Espagne, commissionné par l'autorité pour le traitement des épidémies.

Deux bricks, *le Desaix* et *l'Union*, frétés par le gouvernement français pour porter des troupes à Saint-Domingue, et partis de Marseille en avril et mai 1803, vinrent relâcher à Malaga. Ces deux navires avaient pris leurs troupes d'embarquement au fort Saint-Nicolas de Marseille, où régnait la fièvre de prison ou d'hôpital. Un grand

nombre de ces hommes étaient ou malades ou à
peine convalescents. Soixante-sept moururent dans
une traversée de quelques jours. Peu de temps
après éclata la fièvre jaune à Malaga, où elle fit les
ravages que l'on sait.

On soupçonna encore, mais sans fondement so-
lide, *le jeune Nicolas,* ourque hollandaise, qui venait de Smyrne ; mais Smyrne est du département
de la peste, et non de celui de la fièvre jaune.

Il est donc à croire, autant qu'il est permis à
l'esprit humain de former des conjectures, que l'é-
pidémie de fièvre jaune, qui a régné à Malaga en
1803, et à laquelle on ne connaît pas d'autre origine authentique, est née d'une fièvre d'hôpital
importée du dehors.

Don Juan Arejula explique cette circonstance
extrêmement remarquable en disant que la fièvre
d'hôpital peut se graduer (graduarse) par le grand
nombre de malades ou la chaleur de la saison.

Or le dernier point de la graduation est la fièvre
jaune.

Pour que les éléments fébriles, dont elle se forme, parviennent à ce dernier échelon de leur graduation, il est des causes intérieures dont le concours est nécessaire :

1° Le site,

Causes
du
développe-
ment.

2.º L'état météorologique,

3.º Les dispositions des individus,

4.º Le principe de contagion.

Le site. La fièvre jaune n'est jamais endémique que sur les bords de la mer. Deux conditions doivent se réunir pour opérer son développement, dit le docteur *Cailliot* dans son *Traité de la fièvre jaune* (Paris 1815); savoir, le littoral de la mer et la chaleur de l'atmosphère. C'est dans les lieux où le terrain plus bas que le rivage est submergé par les eaux qu'y conduisent ou l'infiltration ou les vagues, que les chaleurs qui surviennent dessèchent ces marais, et remplissent l'air d'émanations malfaisantes.

C'est par les mêmes causes, les vices du sol, et les intempéries de l'atmosphère qu'est produite une maladie congénère, la peste, dans les lieux où elle est endémique. « Dans la Basse-Egypte, dit le doc- « teur *Desgenettes*, et particulièrement à Lesbeh, « lieu environné de rivières, il régnait des fièvres « catarrhales bilieuses ; après la chaleur, les fièvres « pestilentielles commencèrent à paraître ; et ce « fléau s'est montré spontanément à l'époque du « décroissement du Nil et dans les habitations en- « tourées d'eaux stagnantes. »

La nécessité des deux conditions voulues pour

la naissance spontanée de la fièvre jaune, c'est-à-
dire le littoral de la mer et un certain degré d'intensité de chaleur, est démontrée par l'observation,
qui apprend qu'elle n'existe pas endémiquement
dans l'intérieur des terres ; elle est confirmée par
M. de *Humboldt* (Essai politique sur la Nouvelle-
Espagne), qui dit que « dans la Vieille-Espagne,
« comme aux Etats-Unis, les épidémies suivent les
« côtes maritimes et le cours des grandes rivières,
« et que, dans les environs de la Vera-Cruz , le
« *Vomito Negro* ne se fait sentir que jusqu'à dix
« lieues de la côte. »

Don Juan Arejula prétend même que, dans les
lieux d'où elle est primitivement originaire, c'est-
à-dire les Antilles et le golfe du Mexique, ses ravages ne s'étendent pas au-delà du littoral proprement dit, à tel point que lorsqu'elle règne avec le
plus de fureur à Vera-Cruz , ce qui arrive souvent,
on n'en ressent jamais rien à Jalapa, qui n'en est
qu'à une journée, ni à Mexico, où se rendent continuellement de Vera-Cruz un grand nombre de
voyageurs, qui ne prennent et de qui on n'exige
aucune précaution.

Cette terrible maladie est donc dépendante de la
topographie des pays où elle règne. Elle est produite par les émanations des eaux croupissantes,

et les principes combinés des végétaux et animaux morts; mais ce germe ne peut se développer également dans tous les pays; et de toutes les circonstances extérieures et causes occasionelles qui peuvent opérer ce développement, aucune n'est plus rigoureusement nécessaire que la chaleur du soleil.

L'état météorologique.

Dans les pays chauds et humides en même temps, la nature, créant sans cesse, favorise la propagation, hâte l'accroissement d'une multitude de végétaux et d'animaux; mais aussi elle les conduit à leur fin avec une rapidité proportionnée à celle de leur génération. La fécondité est toujours balancée par la destruction de ce qu'elle a produit, et la décomposition de tous ces êtres multipliés à l'infini est rendue plus active par leur quantité même et par la chaleur.

Dans la terre-ferme d'Amérique, et aux Antilles, à l'époque de l'hivernage, qui est celle où l'humidité la plus grande se joint à la plus grande intensité de la chaleur, la putréfaction des plantes d'été et d'une multitude d'êtres décomposés, fait naître endémiquement la fièvre jaune.

Dans le midi de l'Europe, où elle s'est montrée à plusieurs reprises depuis vingt ans, il est à remarquer qu'elle n'a éclaté, endémique ou importée, ce qui sera le sujet d'une autre question, qu'en des contrées situées sous les mêmes latitudes où elle est épidémique dans le Nouveau-Monde, et en des climats où la chaleur peut agir pour son dévelop-pement avec une égale énergie ou avec des moyens analogues.

M. de *Humboldt* a tracé les limites du domaine européen de la fièvre jaune, quand il a dit : « à Rome, « à Naples, à Cadix, à Séville et à Malaga, la chaleur « moyenne du mois d'août dépasse 24 degrés, et « diffère par conséquent très peu de Vera-Cruz. »

« C'est sous une chaleur de 24 degrés de *Réau-* « *mur*, ont dit aussi *Clarke* et *Davidson*, que com- « mence l'influence de la fièvre jaune. »

De telles considérations et de pareils témoignages ne peuvent donc laisser aucun doute sur la part que la chaleur a dans les épidémies de fièvre jaune.

La chaleur est tellement nécessaire au dévelop-pement de la fièvre jaune, qu'on ne trouve pas cette fièvre sur les montagnes des Indes occidentales, et que, dans les régions froides, elle est remplacée par une sorte de typhus. La même observation a été faite par M. *Cailliot* sur le plateau du Mexique, et par M. *Le Blond* sur les Cordillières.

L'auteur de la relation semi-officielle des épidé-mies de fièvre jaune dans les Andalousies, *Don Juan Arejula*, soutient qu'on a eu tort d'attribuer celle

de Cadix en 1800 à l'élévation de la température pendant cette année, et il aurait raison s'il avait dit que
ce n'en était pas l'unique cause. Cet habile médecin
donne une série d'observations météorologiques
faites avec soin tant par lui-même qu'à l'observa-
toire de la marine à Cadix, d'où il résulte que la
santé publique n'y a pas éprouvé d'altération dans
des années où la chaleur s'est élevée autant et même
un peu plus que dans celle de 1800, qui lui a été si
fatale.

Le raisonnement n'est pas complet. Le savant
docteur prouve bien que la fièvre jaune ne s'est pas
montrée dans des années où la chaleur a été aussi
forte qu'en 1800, mais il ne prouve pas qu'elle se
soit montrée dans des années où elle a été moindre.

On voit au surplus ce qu'il pense lui-même de la
part qu'a la chaleur au développement de la fièvre
jaune, lorsqu'il établit comme règle certaine et in-
faillible qu'elle ne paraît dans les Andalousies, du
moins avec les signes extérieurs qui la caractérisent,
que dans l'espace de temps qui s'écoule entre l'un
et l'autre solstice, du 15 juin à-peu-près au 15 jan-
vier, alors en un mot que l'action de la chaleur a
le plus d'énergie. Cette époque passée, la fraîcheur
de l'air en diminue successivement et en neutralise
la violence ; et hors de cet espace de temps, dont

une observation constante a posé les limites, le virus s'assoupit et s'endort, faute de moyens d'entretien ou de propagation suffisans , sauf à reparaître , comme on l'a vu trop souvent, dans la saison où l'état de l'atmosphère et toutes les causes externes peuvent le développer, si elles rencontrent des dispositions préexistantes, propres à la généraliser.

La température sèche et brûlante de l'été et de l'automne, dans toutes les années d'épidémie en Espagne, était éminemment propre à la propager avec une extrême rapidité, puisqu'elle tenait les sujets dans la disposition la plus favorable pour recevoir la contagion, quelque légère que fût la cause externe ; car il est à remarquer que le plus ou moins de gravité du mal dépend beaucoup plus des dispositions de celui qui le prend, que du degré d'infection de celui qui le donne.

Les dispositions des individus.

La contagion, une fois établie et constituée, croît et s'étend en proportion de l'accumulation plus ou moins grande, dans un espace plus ou moins étroit, des individus sur lesquels elle agit.

Les principes de contagion.

On pourrait la définir : *L'augmentation progressive d'une maladie par l'impression que produisent les émanations délétères d'un corps malade ou mort sur un individu qui était sain.*

Il s'exhale continuellement des corps infirmes

Leur mode d'action.

une matière ou substance plus ou moins nuisible
aux animaux de la même espéce. Tous les médecins le savent, et quelques uns même prétendent
que toute fiévre, quelle qu'elle soit, est dangereuse
pour qui approche le malade. Ces excrétions sub-
tiles, ces parties contagieuses sont d'autant plus
rapides, que le mal est à un plus haut degré d'exal-
tation, et que le théâtre de leur action est plus resserré. Lorsqu'il y a contact entre deux corps, dont
l'un est infecté et l'autre sain, ou qu'il n'y a entre
eux qu'un petit espace intermédiaire, les émanations du premier sont absorbées par les pores du
second, et avec d'autant plus de facilité qu'il est
plus robuste et moins facile à la transpiration; car
c'est par la voie de la transpiration et de la respiration que la contagion se communique avec le plus
de promptitude.

Les émanations contagieuses, hors de leur sphère
immédiate d'activité, se dilatent dans l'atmosphère
jusqu'à l'anéantissement de leur propriété délétère.
Dans les épidémies d'Espagne on a vu échapper à
la contagion, ou du moins n'en être atteints que
plus tard, par le concours d'autres circonstances,
ceux qui s'éloignaient à une certaine distance de
son foyer, et se réfugiaient dans des lieux isolés,
ainsi que quelques moines qui avaient su fermer

leurs portes aux malades et leurs cœurs à l'humanité.

Les contagions se propageront toujours plus en
Espagne qu'ailleurs, à cause de la fréquence des
rassemblements dans les églises, et sur-tout pendant les temps de maladie où les rosaires et les neu-
vaines se multiplient sans interruption. Le docteur
Arejula est obligé de convenir que les processions
de Cadix y ont fort accru l'activité de l'épidémie.

La contagion de la fièvre jaune paraît avoir, au
dire du plus grand nombre de ceux qui l'ont observée, une propriété qui la distingue de celle de la
peste, c'est qu'elle vient essentiellement des personnes et non des effets ; c'est-à-dire que les effets
ne contiennent pas une assez forte dose d'émanations contagieuses pour la propager avec célérité.

Ce n'était pas l'avis d'un médecin de Cordoue,
qui prétendait que la fièvre jaune y avait été apportée de Malaga, enveloppée dans une pièce de
toile. Il en voyait les miasmes sortir, et il voulait
même absolument qu'on les vît.

D'autres, au contraire, loin de croire, comme
le médecin de Cordoue, la contagion perceptible
aux yeux, ont douté de son existence, et quelques-
uns même ont été jusqu'à la nier. Il est vrai que ces
sceptiques et ces pyrrhóniens déterminés raison-

On a nié l'existence de toute con-tagion.

naient ainsi dans des lieux fort éloignés de son
théâtre ordinaire. On peut, sur les bords de la Seine
ou de la Tamise, se livrer à ces jeux d'esprit, qui
servent du moins à montrer du savoir, et à prouver
qu'il n'y a rien parmi les connaissances humaines
qui ne puisse devenir un sujet de controverse. Il
est à croire qu'ils penseraient autrement plus près
du foyer des grandes maladies contagieuses.

Ils attribuent la multiplicité progressive des maladies dans les épidémies aux terreurs de l'imagination, frappée de la vue d'une infirmité repous-
sante, et à la crainte qui saisit chaque individu de
recevoir la communication du mal, et qui, en l'a-
battant, l'y dispose. Il y a, en un mot, suivant
eux, une contagion morale; il n'y a pas de contagion physique.

On répond très bien, quoique moins bien encore
que les faits, à ces arguments, qu'il est des maladies dont l'aspect est plus affreux que celui de la
fièvre jaune et de la peste, comme par exemple la
lèpre, l'éléphantiasis, les fractures du crâne, les
vomissements de sang, etc., qui ne se communi-
quent pas, malgré une vive impression d'horreur;
que les Turcs, remplis des idées du fatalisme, ne
craignent pas la peste, et sont de tous les hommes
ceux qui la prennent le plus facilement; que, dans

les épidémies de fièvre jaune, les femmes, dont l'imagination est plus aisée à effrayer que celle des hommes, en sont cependant moins fréquemment attaquées; et qu'enfin les enfants avant l'âge de raison, et les animaux qui ne connaissent et ne calculent pas le danger, y sont exposés et y succombent.

Autrefois aussi, on ne voyait pas toujours la contagion où elle était; mais ce n'était pas, comme de nos jours, par abus d'esprit, c'était par ignorance ou défaut d'observation. *Fracastor* est le premier qui ait analysé et démontré la contagion.

Il faut convenir, au reste, que la contagion qui provient de la fièvre jaune ne s'annonce pas immédiatement par les signes qui lui sont propres, et qu'il y a quelquefois lieu à des méprises. Elle n'éclate que quand le mal est arrivé au degré voulu d'intensité. La fièvre jaune est un protée qui prend toutes les formes. Elle arbore de faux pavillons avant de montrer le sien. Autant, lorsqu'elle apparaît sous la figure qui lui appartient, le médecin exercé reconnaît aisément à la vue et au tact, et nomme sans hésiter le *typhus icterode* ou *vomito prieto*, autant, quand elle se déguise, est-il facile de la confondre avec d'autres maladies.

La fièvre jaune est protéiforme.

Tantôt elle est entièrement continue; tantôt, et le plus souvent, rémittente; d'autres fois elle prend

3

le type intermittent. Mais le type est d'autant moins indicatif de sa nature, qu'au rapport du docteur *Bally*, qui a eu mission spéciale d'étudier et de suivre toutes les épidémies en Espagne, et qui est venu ici à cet effet avec les docteurs *Desgenettes* et *Duméril*, elle adopte volontiers dans ce pays le type intermittent propre aux maladies qui y sont endémiques ; elle revêt le caractère et les formes qui appartiennent tant au sol qu'à la saison où elle éclate ; elle devient *fièvre jaune européenne*, c'est-à-dire intermittente pernicieuse, portée au plus haut degré.

On la voit quelquefois affecter innocemment la marche du rhume catarrhal. Beaucoup de symptômes sont tout-à-fait identiques. On observe dans l'un et l'autre cas une grande abondance d'humeur muqueuse ; le meilleur médecin s'y trompe, et cette erreur coûte la vie au malade.

Quelquefois aussi, sur-tout dans le midi de l'Espagne, elle se montre simplement avec les signes qui indiquent l'abondance du sang. On se hâte d'appeler le barbier Sangrador, on saigne le malade mal-à-propos, et on le tue. C'est ce qui doit arriver, dit le docteur *Arejula*, dans un pays où l'on attribue tout à la force ou à la chaleur du sang, et où l'on court risque de déplaire aux malades, sur-tout

aux dames, si on ne leur dit pas que leur constitution est volcanique, et que c'est du feu qui coule
dans leurs veines.

D'autres fois, et le plus souvent, on peut y retrouver aussi les symptômes de la fièvre de prison
ou d'hôpital très exaltée. On a dit contre cette opinion que, dans l'épidémie de Cadix en 1800, on
n'avait pas vu les pétéchies qui caractérisent cette
fièvre; mais on les vit en grand nombre à Malaga
en 1803, et à Carthagène en 1804.

Cette affreuse épidémie de 1804, la plus terrible
de celles qui affligèrent la malheureuse ville de
Carthagène, se montra d'abord avec une sorte de
bénignité. Ce n'étaient que des fièvres ordinaires,
comme on en voit toujours dans le même temps,
et les médecins n'en concevaient pas d'inquiétudes.
Dans sa première période, la maladie parut avec
des symptômes assez dissemblables pour qu'on n'y
vît que des affections sporadiques et variées, sans
aucun caractère d'épidémie, et aucun des médecins qui pratiquaient alors ne reconnut l'horrible
mal. La même chose était arrivée à Cadix en 1800,
à Medina-Sidonia en 1801, et à Malaga en 1803.
On convenait que les maladies de la saison étaient
avancées, et il fallut bien avouer qu'il y en avait
une dominante qu'on nomma *gastrico bilieuse très
aiguë,* mais non contagieuse.

*Épidémies
de
fièvre jaune
à
Carthagène.*

Il en fut de même à Cagliari à l'époque de l'épidémie de 1816, et on y appelait encore la maladie
régnante une fièvre *gastrico bilieuse,* ou *névrosteni-
que, sans contagion,* quand l'auteur de ce Mémoire,
qui avait le malheur de s'y trouver, faisait voir dans
un autre mémoire qu'il rédigeait alors, que c'était
*une fièvre d'hôpitaux à un degré très exalté, très con-
tagieuse,* et qui avait décimé la population. (Voyez
la note page 61.)

Les autorités locales ont trop souvent le tort de
vouloir, par une prudence mal entendue, cacher
le mal, ou l'aveuglement de se le diminuer à elles-
mêmes. Il en fut ainsi à Carthagène dans l'épidémie
de 1804 ; car depuis, dans celles de 1810, 1811 et
1812, une cruelle expérience avait fait ouvrir les
yeux de bonne heure. On faisait revenir par force
dans la ville ceux qui s'en étaient éloignés. Le capitaine général *comte de Borja* y fit impitoyablement
rentrer son fils, qui mourut quelques jours après. (1)

_____

(1) Ce malheur fut comme le prélude de ceux qui ter-
minèrent la vie du *comte de Borja* par une horrible ca-
tastrophe. C'est peu d'années après que cet infortuné,
arraché de son palais par la populace révoltée de
Carthagène, fut trainé dans toutes les rues avec igno-
minie, égorgé après un martyre prolongé, et mis
en morceaux par ces bêtes féroces, ivres de sang. On

Le gouverneur, *marquis de la Cagnada*, ne croyait pas davantage à la contagion, et ne voulait pas qu'on en prononçât le nom devant lui. Il en fut une des premières victimes.

On donnait des passe-ports comme à l'ordinaire. Une dame qui était malade, et qui vit encore, en obtint un, et alla infecter la ville de Vera. La santé délivrait sans façon des patentes nettes. Le capitaine anglais *Adamson*, à qui on en avait donné une qu'il n'avait pu refuser, allait, sur sa présentation, obtenir l'entrée à Mahon, quand il déclara que, dans une traversée de trois jours, il avait perdu trente hommes.

La maladie, qui avait paru au commencement du mois de juillet, avait d'abord exercé quelques ravages, dont on avait méconnu les effets et dissimulé l'étendue; elle avait ensuite semblé se calmer; mais ce calme n'était qu'une élaboration perfide qui augmentait et concentrait ses forces et sa fureur. L'explosion eut lieu soudainement dans les pre-

---

vit en cette circonstance ce trait caractéristique. Le viatique vint à sortir d'une église sur la route que suivaient les bourreaux. Un des assassins, à genoux sur la victime, d'une main se frappait dévotement la poitrine, et de l'autre, à coups redoublés, enfonçait un couteau dans le cadavre palpitant.

miers jours de septembre. Ce fut un coup de foudre.
Le mal en eut la rapidité et les effets. Il se divisait,
comme toutes les maladies virulentes du même
genre, en trois mouvements fébriles. Plus le passage
du premier de ces trois états aux autres était rapide,
et moins ils étaient réguliers et distincts, plus la
maladie était pernicieuse; et quand la succession
de ces trois états durait moins de cinq jours, elle
était mortelle. La crise fatale était presque toujours
annoncée par le vomissement noir. Un grand nombre de personnes passèrent de l'état de santé à la
mort en vingt-quatre heures; beaucoup en moins
de temps encore. Les portes de toutes les maisons
étaient fermées. Le profond silence des rues n'était
interrompu que par le bruit des tombereaux qui,
sur leur chemin, ramassaient les morts, et allaient
incessamment de la ville au cimetière, où s'englou-
tissait la population, et du cimetière à la ville pour
y prendre un nouveau chargement. Les rangs, les
âges, les sexes, tout y était confondu; on jetait
pêle-mêle les cadavres nus les uns sur les autres,
et les consuls de France et d'Angleterre, MM. *Cail-
hasson* et *Price*, que les querelles de leurs gouver-
nements divisaient, furent réunis à leur dernier moment dans la fatale charrette. Tel était le désordre
de cette affreuse opération, que des malheureux

qui n'avaient pas encore rendu le dernier soupir
étaient portés au cimetière avec des monceaux de
cadavres. Il y en eut quelques uns qui revinrent à
eux dans le lieu même de la sépulture, et qui vivent
encore. Un morceau d'étoffe noire à la porte indi-
quait pendant le jour un mort à enlever, et la nuit
c'était une lumière sur le balcon. Le nombre en
était si grand, que le jour la ville paraissait tendue
de deuil, et que la nuit elle était illuminée. Plusieurs jours on a compté près de cinq cents victimes. Les médecins, le mouchoir sous le nez, di-
saient à la hâte deux mots d'ordonnance sur le seuil
de la porte du malade; les prêtres administraient
la communion au bout d'une longue perche de
jonc. Toutes les lois de l'humanité, de la nature et
de la pudeur étaient violées. Chacun ne s'occupait,
comme il arrive dans les grandes calamités, que de
sa propre conservation. Les malades étaient abandonnés, et mouraient sans être regrettés des êtres
à qui ils avaient été le plus chers, et pour lesquels
ils n'étaient plus qu'un objet d'horreur. Les galé-
riens, qui enterraient les morts, outrageaient les
cadavres des femmes; il fallut dresser une potence
pour mettre fin à ces excès épouvantables.

Cette trop mémorable épidémie de 1804 enleva
plus de seize mille habitants à la ville de Cartha-

gène, qui ne s'est jamais relevée d'une telle perte.
Celles de 1810, 1811 et 1812 trouvèrent le reste de
la population déja éprouvé par la première, ainsi
que des médecins mieux formés par une expérience
qui avait coûté si cher; et ces circonstances, jointes
à la précaution de faire sortir ceux qui n'avaient
pas encore été atteints, diminuèrent leurs ravages.

Tous les médecins n'ont pas sur la fièvre jaune une doctrine uniforme. On devrait être porté à croire que les médecins
du midi de l'Espagne, nécessairement familiarisés
avec ces maladies, se sont fait sur cette matière un
corps de doctrine commune et uniforme, résultat
de tant d'observations suivies et d'une longue pratique. Il n'en est rien. Autant de docteurs, autant
d'opinions, non seulement différentes, mais opposées, sur la nature, sur les symptômes, sur le traitement de la fièvre jaune.

Il faut pourtant en excepter un certain nombre
d'hommes habiles, qui ont bien écrit sur cette maladie et ne l'ont pas moins bien traitée; et parmi
eux au premier rang, sans contredit, le docteur
Don *Juan Arejula,* dont il a été plusieurs fois
question, médecin du gouvernement et auteur de
la Description de l'épidémie des Andalousies. Il a
donné une série d'observations recueillies dans une
longue et savante pratique. C'est un tableau complet du mode d'invasion de la fièvre jaune, de ses

symptômes, de ses pronostics et diagnostics, des divers phénomènes qui se font remarquer pendant ses périodes successives, et de ses méthodes de traitement comparées.

Les indications les plus apparentes de l'invasion de la fièvre jaune sont une prostration de forces universelle, car c'est une affection ataxique qui débilite essentiellement le système nerveux, l'accablement, les frissons, les douleurs dans toutes les parties de la tête et du corps, l'impatience des plus légères couvertures, l'air imbécille et muet, la face et les yeux enflammés, la couleur jaunâtre safranée et des nausées continuelles, signes d'une mort prochaine. On regarde comme l'annonce certaine de la crise finale, qui est suivie de la mort, les convulsions, l'apparition des taches noires et plombées, les enflures ulcéreuses, le froid glacial aux extrémités, les évacuations par toutes les ouvertures, et le vomissement de sang noirâtre.

Symptôme de la fièvre jaun

C'est le sang et la bile qui jouent le principal rôle dans cette affreuse maladie. On explique les phénomènes extraordinaires qui l'accompagnent par l'effet de la délibitation du système nerveux. L'esprit se refuse à admettre que la chaleur puisse, par son action seule sur les nerfs, déterminer des accidents promptement mortels; au lieu qu'on se

État du sang dans la fièv jaune.

persuade facilement que le sang, qui est susceptible d'être raréfié par la chaleur, et d'être imprégné
ou saturé par elle des vapeurs miasmatiques, porte
dans toutes les parties du corps le venin dont il est
devenu le véhicule.

Résultats
de l'autopsie
cadavérique.

Les ouvertures de cadavres ont présenté à cet
égard les mèmes phénomènes ; ce qui conduit aux
mêmes conséquences.

On a constaté le trouble extrême des fonctions de
la rate par son gonflement volumineux et son en-
gorgement sanguin, comme dans les intermittentes
pernicieuses , dont cet accident est inséparable.
Cette observation, qui est du docteur *Jackson*, a été
depuis souvent répétée, comme l'a été aussi celle
du docteur *Bally*, lequel a trouvé dans les ventri-
cules du cœur et dans les oreillettes des concré-
tions gélatineuses pleines d'une sérosité d'un jaune
d'ambre, qui répandaient une forte odeur d'ammo-
niaque. La matière noire sanguinolente des vomissements remplissait l'estomac , les intestins et la
vésicule du fiel. Le docteur *Cathral,* de Philadel-
phie, qui a fait l'analyse de cette matière, prétend
qu'elle est fournie par les artères qui se répandent
sur la membrane muqueuse de l'estomac. D'autres
disent que c'est la rate qui l'y épanche.

Quoi qu'il en soit, il est incontestable que le caractère fondamental de la fièvre jaune est un état de putréfaction très accélérée, suivie de la décomposition du sang et d'une dissolution immédiate.

L'observation de ces phénomènes, ainsi que la nature des organes sur lesquels le mal agit, et de son mode d'action, conduit par induction à faire comprendre comment des individus y sont plus ou moins exposés, et pourquoi les hommes nés sous des latitudes plus septentrionales, transportés dans les régions où l'élévation du thermomètre et les autres circonstances locales peuvent faire naître la fièvre jaune, sont proportionnellement plus susceptibles d'en être attaqués.

Du plus ou moins de susceptibilité des individus.

Ces hommes, en passant sous une température de plus de vingt-six degrés de chaleur, qui diffère par conséquent de plusieurs degrés de celle sous laquelle ils sont nés, se trouvent plus en butte à la maladie que les naturels du pays, et elle frappe sur eux avec plus de violence. « Le danger de la fièvre « jaune, dit *Bally*, est en raison directe du rappro- « chement des pôles pour le lieu de la naissance ; les « habitants des Etats-Unis y sont moins sujets que « les Espagnols et les Italiens ; ceux-ci moins que « les Français, qui, à leur tour, le sont moins que « les Suédois et les Russes. » Il en est relativement de même dans le midi de l'Espagne pour les indi-

vidus nés sous des latitudes plus septentrionales.
Dans les épidémies d'Andalousie en 1800, dit le
professeur *Berthe*, aucun des hommes venus du
nord de l'Espagne ne fut épargné, tandis qu'on ne
compta qu'un petit nombre de nègres malades, et
qu'encore n'éprouvèrent-ils qu'une maladie bénigne. La fièvre jaune attaque avec une violence
marquée l'homme dans la vigueur de l'âge, d'un
tempérament sanguin et bilieux et d'une constitution athlétique. Elle est moins cruelle pour les
vieillards dont les organes sont affaiblis, pour les
enfants chez lesquels ils ne sont point encore dé-
veloppés, et elle épargne particulièrement *mes-*
dames les femmes, comme dit poliment le docteur
Arejula, sur-tout celles qui ne sont pas gênées par
un excès d'embonpoint.

Reliquats de la fièvre jaune.

Quelques maladies survivent à la fièvre jaune
chez les malades qui y ont échappé ; ce sont en général des hydropisies, et moins fréquemment des
phthisies pulmonaires. On a vu d'autres fois des
fièvres scarlatines et des vertiges dans le printemps
qui suit l'épidémie, et même parfois des aliéna-
tions mentales.

La fièvre jaune absorbe les autres mala-dies.

Ce qui est démontré, c'est que, pendant tout le
règne d'une épidémie de fièvre jaune, et il en est de
même de toutes les contagions, les autres maladies

sont comme absorbées par elle, soit que les virus se détruisent les uns par les autres, soit que la maladie épidémique, étant douée de plus de force que les autres, les entraîne dans sa marche et leur donne sa forme. La fameuse peste d'Athènes étouffa toutes les maladies qui y régnaient habituellement. Il en fut de même à Londres, suivant *Sydenham*, après la peste de 1665; et en Espagne, dans toutes les années de fiévre jaune, on ne vit point paraître les maladies qui dépendent des saisons.

Quant à la fiévre jaune elle-même, des expériences souvent répétées, et même des expériences contradictoires, prouvent que ceux qui en ont été une fois attaqués, n'importe à quel degré, mais qui enfin l'ont *passée,* comme disent les Espagnols, en sont désormais exempts. Immunit
acquise pa
une premiè
atteinte.

Il est certain qu'on a remarqué dans les épidémies successives qui ont désolé le midi de l'Espagne, et notamment dans celles de Carthagène, que quand la fiévre jaune entre dans une maison, elle frappe sans distinction tous ceux qui en sont vierges, et respecte tous ceux qui ont payé leur tribut.

Il faut avouer cependant que l'immunité acquise par une première atteinte est contestée par plusieurs grands médecins, *Davidson, Clarck, Warren, Pugnet* etc. M. de *Humboldt* assure que les origi- Elle
est contest

naires de Vera-Cruz passant à la Havane, à la Ja-
maïque, et aux États-Unis, y éprouvent la fièvre
jaune, et qu'il en est de même de ceux de la Havane
lorsqu'ils vont à Vera-Cruz. Don *Juan de Arejula*
convient que des personnes, qui avaient passé le
Vomito-Negro dans le Mexique, en ont été attaquées
à Cadix. Il ne le dit, il est vrai, que pour montrer que
ces deux maladies ne sont pas identiques; mais un
autre médecin du même pays, *Gonzalez*, a déclaré
nettement que les Anglo-Américains, qui avaient
eu chez eux la fièvre jaune, et qui se trouvaient
à Cadix lors de l'épidémie, y avaient succombé
comme les Espagnols.

Elle se perd par le déplacement. Si l'immunité est constante, il paraît du moins
qu'elle est détruite par le déplacement. On doit
croire qu'il existe dans chaque pays une cause qui
produit une disposition spécifique, et cette cause
ne peut être que l'impression du climat avec lequel
le corps humain n'est point en harmonie; mais
c'est là un de ces grands mystères de la nature, qu'il
n'est pas donné aux hommes de pénétrer.

La fièvre jaune est-elle nécessairement importée? Ici se présente une grande et délicate question :
La fièvre jaune est-elle nécessairement apportée
de dehors dans le midi de l'Espagne, et ne peut-elle
pas y naître spontanément?

On ne peut en pareille question que rapprocher

et comparer les faits pour en tirer des conclusions.
Si l'on pouvait avec précision assigner une origine
étrangère à la fièvre jaune qui a éclaté à Cadix
en 1800, on expliquerait aisément et son invasion
par importation et la filiation des autres épidémies
qui dans les années subséquentes ont ravagé les Andalousies; mais il faut le dire, cette donnée man-
que totalement. Malgré l'activité des recherches
que les autorités espagnoles étaient intéressées à
faire pour découvrir la provenance extérieure, on
ne la trouva jamais, et il fut même au contraire
bien démontré qu'elle n'avait pas de cause si éloi-
gnée.

On n'a pas constaté d'une manière plus satisfai-
sante la provenance étrangère pour les autres pays
d'Espagne, où elle a éclaté plusieurs années après
l'épidémie de Cadix, savoir à Malaga en 1802, et à
Carthagène en 1804, 1810, 1811, et 1812.

Don *Juan Arejula* était dans la déplorable histoire de l'épidémie de Cadix un rapporteur pour
ainsi dire officiel. Il faut voir quelles précautions
il prend pour faire connaître à ce sujet son opinion,
qui n'était pourtant pas et ne pouvait être équivoque.

Voici ses propres paroles : « Dire si la fièvre jaune
« a été apportée de dehors, ou si elle est née parmi

« nous, voilà ce qui est difficile et même impos-
« sible... Je n'ai pas de preuves qu'elle soit venue
« de l'étranger, et d'un autre côté je n'ai pas de cer-
« titude physique qu'elle n'ait pas pu naître ici. Le
« fait est que nous avons souffert une épidémie de
« fiévre jaune, et qu'on ne saurait vérifier d'où elle
« est venue.... Je me suis assuré que la fiévre jaune
« se reproduit en ces pays dans les années très
« séches et après de mauvaises récoltes. *Lo cierto*
« *es que sufrimos aqui la calentura amarilla, y es*
« *inaveriguable el determinar de donde ha venido...*
« *me he asegurado que dicha calentura se reproduce*
« *en los annos muy secos y de malas cosechas.*

Le professeur *Berthe*, qui a écrit un précis historique de la maladie des Andalousies, y énonce
positivement son avis qui est que la fiévre jaune de
Cadix et de Séville en 1800 a été produite par l'ex-
cessive humidité de l'hiver, précédée des chaleurs
d'un été brûlant.

Voilà bien en effet les conditions requises et nécessaires pour le développement de la fiévre jaune,
et de l'intermittente pernicieuse qui se classe à un
degré au-dessous d'elle, et qui arrive jusqu'à elle
ou se transforme en elle, quand les causes occasionelles ont une très grande intensité.

On peut donc établir comme règle que les pays méridionaux de l'Europe situés sous les mêmes latitudes que celles sous lesquelles la fièvre jaune est endémique et épidémique dans le nouveau monde, sont exposés à l'invasion spontanée de cette maladie, que les accidents du climat se rapprocheront de celui qui règne entre les tropiques, et quand les causes occasionelles de développement se trouveront réunies; ce qui veut dire en un mot que tout pays européen, placé entre le trentième et le quarantième degré de latitude nord, est compris dans le domaine de la fièvre jaune, ceux qui sont situés entre le quarantième et le cinquantième appartenant à la fièvre intermittente.

Elle peut, dans certaines circonstances données, naître spontanément en Europe.

Ce n'est pas seulement avec le siècle que ce fléau a commencé à exercer vers le midi de l'Espagne son funeste empire. Les esprits ont été plus frappés de ce qui était plus près de nous; mais l'humanité ne peut oublier les ravages d'une affreuse épidémie de fièvre jaune à Cadix en 1702 ou 1703, et d'autres en 1733, 1734 et 1764.

Beaucoup de médecins ont conclu de quelques rapprochements de ce genre qu'il y avait dans les retours du fléau une sorte de périodicité régulière, que les uns portent à 7 ans, dans les pays les

Possibilité de retours périodiques.

4

plus exposés par leur localité, comme Carthagène par exemple, et les autres à trois fois sept.

Le docteur *Arejula* lui-même se déclare pour le système de la périodicité.

Le germe préexistant peut se développer. Le germe de la maladie existe, dit-il; il ne faut que des circonstances concomitantes pour mettre en fermentation dans l'individu où il est caché ce germe contagieux, et le développer. *El germen contagiante que queda oculto en el hombre.*

Il est donc permis de dire que la fièvre jaune, l'une de ces affections morbifiques qui en ont remplacé d'anciennes, dont on ne voit plus de traces, a été importée du nouveau monde, d'où elle est originaire, dans le midi de l'Europe, qu'elle s'y est impatronisée, que les dispositions qui peuvent la faire naître sporadiquement sont susceptibles de se transmettre de père en fils, à l'instar par exemple de la petite vérole, et qu'il n'est pas déraisonnable de pronostiquer les années où elle doit être à craindre.

Participation des animaux. Quelques animaux, au dire de plusieurs auteurs respectables, partagent avec les observateurs météorologistes le privilége d'annoncer aux hommes ces grandes épidémies qui viennent périodiquement les affliger. Il est certain du moins que la participation d'un grand nombre d'animaux aux épidémies de fiévre jaune est un fait aussi singulier qu'incontestable.

Sans parler de l'abondance des araignées que *Plutarque* regarde comme le présage d'un été pestilentiel, ni même de ces myriades d'insectes et d'animaux amphibies que *Lanzoni* dit être les avant-coureurs des grandes maladies dans les pays inondés et marécageux d'Italie, on ne peut s'empêcher de remarquer comme un fait très curieux et très digne d'observation, que l'apparition, dans les pays chauds, d'innombrables armées de sauterelles, a toujours annoncé, y compris l'une des plaies d'Égypte, de grandes calamités. Comme avant-coureurs.

Il est très permis de contester à ces animaux une mission du ciel et le don de prophétie; mais on ne peut nier qu'ils soient, plus encore que les avant-coureurs, c'est-à-dire les instruments même du mal qu'annonce leur présence. Comme instruments

Orose raconte que de grandes sauterelles, en nombre incroyablement prodigieux, firent une irruption en Afrique, et qu'après avoir tout dévoré, elles y causèrent par leur putréfaction une peste qui coûta la vie à trois cent mille personnes.

Valmont de Bomare prétend que les corps de ces animaux renferment des principes contagieux que

4.

peuvent développer chez les hommes les miasmes qui en émanent.

Si ces principes, en les admettant, ne suffisent point par eux-mêmes pour produire de si grands maux, il est probable du moins que ces terribles insectes, après avoir dévoré toutes les récoltes, occasionent par la disette les maux qui en sont la suite.

L'auteur de ce mémoire peut attester avoir vu de ses yeux en Sardaigne une immense quantité de grandes sauterelles, peu avant l'explosion de l'épidémie de 1816, qui était un typhus contagieux, fièvre de disette, fièvre d'hôpitaux.

On en observa un très grand nombre à Cadix, et avec un sentiment de frayeur qu'inspire toujours ce phénoméne, avant l'épidémie de fièvre jaune de 1764, suivant le témoignage du docteur *Salva-resa*, et pendant le printemps qui précéda celle de 1800.

Beaucoup d'autres insectes, parmi ces innombrables variétés que produit la nature dans les pays humides et chauds, sont les porteurs ou les inoculateurs de la matière morbifique. Ceux qui vivent en parasites sur le corps de l'homme propagent quelquefois par leurs piqûres les maladies qui régnent dans les hôpitaux et dans les prisons; on a vu souvent des piqûres de puces se changer en pétéchies dans les épidémies de typhus. L'activité du venin est en raison de l'intensité du mal régnant, ou de la constitution plus ou moins malsaine du pays. Le scorpion et le scolopendre, si redoutables dans la région chaude des Cordillières, qui est aussi la plus marécageuse et la plus insalubre, perdent presque totalement dans les autres régions leur faculté vénimeuse.

Quand les hommes réunis sont en proie à ces fléaux, tous les êtres animés qui les environnent semblent y participer ou comme instruments ou comme victimes.

Les oiseaux eux-mêmes, dans ces tristes circonstances, jouent un rôle qui est très curieux à observer, quand on peut en avoir ou le loisir ou la pensée. Ils n'aggravent pas du moins les maux de l'homme; ce sont d'innocents messagers qui lui annoncent par leur fuite ce qu'il doit craindre, et par leur retour ce qu'il peut espérer. Des expériences mille fois répétées dans les villes du midi de l'Espagne qui ont été attaquées de la fièvre jaune, ont prouvé qu'au moment où la maladie prenait le caractère épidémique, tous les oiseaux sans exception disparaissaient, non seulement du foyer principal de la contagion, mais de toute la circonscrip-

Comme indicateurs.

tion de territoire où elle exerçait son influence;
qu'on n'en voyait plus un seul pendant tout le temps
de sa durée, et qu'ils ne commençaient à revenir
que quand elle s'éteignait, et que le danger était
passé.

Au commencement des épidémies, quand une
partie des habitations est encore saine, les oiseaux
ne se reposent jamais que sur les maisons restées
intactes, et fuient immanquablement toutes celles
où se trouve un seul malade, jusqu'au signal de la
fuite générale. Ils en agissent de même à leur retour,
et placés d'abord avec précaution sur les arbres
voisins, ils semblent, avant de se hasarder, étudier
le local. On ne peut expliquer ce phénomène que
parcequ'on sait de l'odeur ammoniacale de la transpiration des malades dans les fièvres tendantes à la
putréfaction; il se peut que dans la fièvre jaune,
qui est à un si haut degré d'intensité, il se mêle à
ce principe volatil quelque substance maligne, et
que chez ces animaux que la nature a doués d'organes très fins, celui de l'odorat, qui n'est pas le
moins délicat, soit promptement averti.

Les animaux sauvages, et tous ceux qui jouis-
sent de leur liberté, ne paraissent plus, et par la
même raison, dans les limites des lieux infectés,
jusqu'à ce que le danger ait cessé.

Quant aux animaux domestiques, qui ne sont pas comme eux libres dans le choix de leur demeure, et qui partagent celle de l'homme et ses habitudes, ils ont part aussi aux maladies épidémiques qui l'affligent; le mal parcourt chez eux les mêmes périodes, et présente les mêmes symptômes, autant que le comporte l'appareil de leur organisation. L'évacuation de matières noires est sur-tout immanquable, et la mortalité est proportionnellement plus grande chez eux que chez les hommes. Dans toutes les villes qui ont été frappées de la fièvre jaune, les chevaux, les ânes, les moutons et chèvres domestiques, les chiens, les chats, les pigeons casaniers, les poules et les serins, ont tous péri.

Comme
victimes.

Au récit des ravages d'un si horrible mal, qui n'épargne aucune partie de la création, on doit se demander s'il est une méthode de traitement indiquée par une si longue et si cruelle expérience, et universellement adoptée. C'est le cas encore d'une réponse négative. Les uns recommandent expressément l'émétique et les vomitifs puissants; les autres en avouant qu'ils sont souverains à la première époque, disent qu'ils tuent à la seconde, et qu'on n'a pas toujours le temps de les distinguer. Les uns ordonnent les saignées, les chemises mouillées sur la poitrine, l'eau à la glace, le mercure en frictions

Il n'y a p
de méthod
de traiteme
fixe et uni
verselle.

et même à l'intérieur ; d'autres condamnent ces re-
mèdes comme mortels. Le choix est embarrassant.
Les plus habiles praticiens paraissent pourtant d'ac-
cord sur l'usage de l'acide sulphurique, de l'acide
muriatique oxygéné, des sinapismes aux pieds, et
du quinquina à énorme dose, suivant la méthode
de *Valentin* à Saint-Domingue.

On ne peut donc regarder comme absolument et
héroïquement propre au traitement de la fièvre
jaune aucun des trois grands spécifiques que la nature a donnés aux hommes, l'émétique, le mercure
et le quinquina ; mais le médecin qui a de l'expérience et le coup-d'œil sûr, en dirige sagement l'ap-
plication qui est souvent heureuse, et, alors même
qu'il rencontre des anomalies qu'il ne doit ni contester, ni dédaigner, ni craindre, il sait conformer
sa thérapeutique aux circonstances des saisons et
des lieux, à l'âge, au sexe, et au tempérament.

On a cher-
ché des pré-
servatifs.
Il est facile à concevoir que, faute d'un remède
certain et universel, on a dû chercher et cru trouver des préservatifs. Il n'a pas manqué, comme
de raison, de charlatans, de vieilles femmes et de
moines, qui ont prôné et colporté leurs grandes re-
cettes et leurs petites fioles.

On a vu des gens porter sur leur poitrine, en
forme de scapulaires, des sachets de camphre, ou

de sublimé corrosif, qu'on leur trouvait au moment de les enterrer.

Les Suisses du régiment de *Reding* s'enduisaient le corps d'huile, comme les lutteurs de l'antiquité, ce qui n'en a pas empéché un grand nombre de succomber dans cette lutte inégale.

Deux Italiens arrivèrent à Cadix pendant la dernière épidémie avec un préservatif infaillible contre la fiévre jaune. Le Gouvernement n'avait pas encore eu le temps de leur donner la permission de le vendre, qu'ils étaient morts tous les deux.

Quelques personnes ont révé que la vaccine préservait de la contagion de la fiévre jaune, et un médecin de Cordoue, Don *Josef Mendoza*, a publié en 1804 un mémoire à ce sujet. Une expérience constante a malheureusement prouvé que presque tous les enfants vaccinés avaient été attaqués de la maladie.

Un homme à Cadix fit un essai hardi; il s'inocula la fiévre jaune. Cette expérience ne lui réussit pas mieux qu'au fameux docteur *Valli*. Cet homme, ayant à Puerto-Real un fils qui était attaqué d'une fiévre jaune très bénigne, alla s'enfermer avec lui pour se l'inoculer, comptant sur la même bénignité. Il la gagna comme il le voulait; mais le sixième jour après, le fils était entièrement rétabli, et le père était mort.

Il n'y en a qu'un d'in-faillible. C'est à tort pourtant qu'on dirait qu'il n'existe point de préservatif. Il en est un, mais unique, et le seul véritablement infaillible. C'est la fuite, à la moindre menace du danger, la fuite la plus prompte, la plus précipitée.

Rien de mieux à faire que d'appliquer à ces terribles fièvres le vieux distique latin sur les femmes qu'on aime sans espoir de retour :

Ne sedeas, sed eas,
Ne pereas per eas.

Il y a des gens, et en Espagne sur-tout, à qui ce moyen de préservation, quoique bien incontestablement le meilleur, ne paraît point encore suffisant contre les décrets de la providence. « Dieu, « disent-ils, sait bien nous frapper quand il le veut « quelque part que nous soyons. » On faisait ce raisonnement, plus pieux que juste, à un religieux Augustin, qui se trouvant à Cadix en 1797, au moment du bombardement, annonçait qu'il allait partir pour Séville. « Dieu, lui disait-on, envoie les « bombes à ceux qu'il veut, et en préserve qui lui

« plaît. Je le sais bien, dit le révérend père qui était
« un homme d'esprit, mais ce que je sais bien aussi
« c'est qu'en ce moment il en envoie à ceux qui sont
« dans Cadix, et en préserve ceux qui n'y sont pas,
« et c'est pour cela que je m'envais. »

———

NOTE.

Extrait d'un précis historique de l'épidémie qui a régné à Cagliari en Sardaigne pendant l'année 1816.

———

A l'entrée de l'hiver, après une alternative de chaleurs hors de saison et de froids assez rigoureux, au milieu des souffrances de la disette, éclata l'épidémie de Cagliari.

Naissance de l'épidémie.

Les médecins, embarrassés de la définition et de la classification de ces maladies, comme on a vu que cela était arrivé par-tout dans le principe des épidémies, s'accordèrent presque tous à les désigner comme fièvres gastriques et nerveuses, putrides et malignes.

Un petit nombre d'entre eux qui par des considérations locales n'osait se prononcer trop haut, et les étrangers sur-tout, y retrouvèrent la maladie connue sous le nom de *fièvre d'hôpitaux, fièvre de prisons, fièvre de vaisseaux,* etc.

Dans ces premières recherches et consultations, le but qu'on se proposait, conforme d'ailleurs aux desirs du public et du gouvernement, était d'éloigner des nationaux et des étrangers toute idée, tout soupçon de contagion.

La seconde hypothèse, moins favorable à ses vues, obtenait moins de faveur.

Divisés d'opinion sur l'origine physique, sur la cause

du mal, les médecins ne le furent pas moins sur la méthode de traitement à suivre.

Ils raisonnèrent et opérèrent en conséquence de
cette diversité d'opinions et de systèmes.

Ses causes. La majorité des médecins satisfaite d'une définition
insignifiante et vague, attribuait toutes les maladies
qui se déclaraient, quoiqu'elles eussent dans leurs variétés des symptômes et des caractères différents, à une
seule et même cause, l'influence de l'air *(influsso dell'
aria).*

A un été très sec, à un automne sans eau avait succédé un hiver assez froid pour amener une continuité
de gelées presque inconnue dans cette région de l'île, et
une température humide, brumeuse, d'une inconstance
et d'une variabilité remarquables, le thermomètre ayant
éprouvé des changements de neuf degrés dans le même
jour.

Cagliari étant par sa position topographique exposé
à des vents subits et impétueux, les partisans de cette
opinion, qui entraînait celle de la multitude, voyaient
la cause de tout le mal, sans la chercher plus loin, dans
les coups d'air, dans la constitution atmosphérique,
dans l'*influence* en un mot *(l'influsso)*, qui terminait tous
leurs discours.

Une circonstance vint confirmer leur dire, et l'ac-
crédita.

Cette inconstance de l'atmosphère jeta tout-à-coup
au milieu de l'épidémie régnante une autre maladie qui
en était bien réellement l'effet, et dont le quart de la
population fut attaqué. C'était un rhume universel,
une espèce de grippe, comme on en voit à diverses
époques dans toutes les parties de l'Europe, qui dégé-

néra dans quelques individus en fièvre catarrhale, quelquefois inflammatoire. On vit, presque dans le même moment, six mille personnes enrhumées. Mais il ne périt que des vieillards, quelques pulmoniques, et ceux que leurs docteurs avaient soumis au même traitement que les autres malades attaqués de l'influence.

L'irruption du catarrhe fut un nouvel argument pour établir que l'*influsso* avait fait tout, que tout venait de l'*influsso*.

Aussi, dans le rapport du magistrat de santé, en date du 25 avril, au fort de la maladie, recommande-t-on très expressément aux *personnes saines, pour se garantir de l'influence, de ne pas s'exposer à l'air du matin ni du soir, ni aux coups d'air, qui produisent les constipations, lesquelles sont la cause principale et manifeste des maladies courantes.*

Il fallait pourtant expliquer comment cette seule et unique cause, l'influence atmosphérique, agissant d'une manière si diverse sur tant d'individus, produisait chez les uns et chez les autres, sans règle et sans mesure, et avec des crises variant de sept à vingt-un jours, des fièvres nerveuses, des gastriques, des gastrico-nerveuses, des putrides-malignes, et des catarrhes ou des constipations.

On s'en tirait en disant que l'épidémie n'était point une maladie unique, *sui generis*, mais plutôt une affection morbifique, provenant de l'air, laquelle saisissant le sujet à la partie faible, développait ses vices organiques, se constituait une forme et un caractère suivant les divers tempéraments, suivant l'âge, suivant le sexe, avec les nuances que pouvait d'ailleurs apporter ce que l'individu avait plus ou moins à souffrir de la famine, de la misère, et des *autres causes concomitantes.*

On faisait observer que les femmes qui vivent en général très renfermées, s'exposant moins aux *coups d'air*, avaient fourni proportionnément un moins grand nombre de victimes, sauf le mal de la peur qui en a tué plus d'une, et que les jeunes enfants, dont les organes sont dans toute leur force, et le sang dans toute sa pureté, avaient sans exception échappé à l'épidémie.

Opinions
diverses.Ce parti, qui est celui du magistrat de santé, dont le système officiel a été développé dans une suite de rapports et de manifestes, ne s'est servi que dans les derniers temps d'une désignation fixe et générique. C'est lorsqu'à la dénomination de fièvres gastriques, gastrico-nerveuses, putrides-malignes, et catarrhales, a succédé celle de fièvres *névrosténiques.*

L'autre parti, celui de l'*opposition médicale*, qui ne se contentait pas, à ce qu'il dit, d'une attribution aussi vague et aussi commode que celle de l'*influence de l'air*, l'appelait puérile et superficielle, et ne voulant assigner à l'épidémie d'autre cause que la misère et la famine, il ne voulait pas non plus lui donner d'autre nom que celui de la maladie qui en est si souvent la suite et l'effet, *la fièvre de prisons et d'hôpitaux*, avec tous ses accidents et ses dangers, sans même en excepter la *contagion.*

Voici à-peu-près comme l'opposition établit son système, et coordonne ses raisonnements et ses preuves.

Les épidémies d'un caractère pernicieux sont toutes à leur origine enveloppées d'incertitudes et de ténèbres. L'observation anatomique elle-même, et lorsqu'on la pratique avec le plus de soin et de précision, jette quelquefois dans l'erreur, et dans d'étranges mécomptes. Les

causes d'une épidémie sont toujours douteuses, problé-
matiques, impénétrables. Les anciens les cherchaient
quelquefois hors des limites de la nature, et même dans
la science occulte de l'astrologie judiciaire, et il leur
est souvent arrivé d'interroger la lune, les astres, et les
comètes.

Une opinion plus raisonnable sans doute est celle qui
attribue les épidémies, ces grands fléaux de l'humanité,
à l'état de l'atmosphère, à la qualité de l'air, à l'irrégu-
larité des saisons. L'expérience a prouvé pourtant qu'elle
n'était pas fondée. On a vu à diverses époques des maladies épidémiques du caractère le plus meurtrier écla-
-ter dans les saisons les mieux réglées, au milieu de la
plus riante température, et sans qu'on pût accuser la
constitution atmosphérique antécédente.

L'illustre Sydenham avait cru lui-même trouver dans
les altérations du cours des saisons la cause efficiente
des maladies épidémiques, mais la réflexion et l'expérience le firent bientôt changer d'opinion, et il fit fran-
chement l'aveu de son erreur.

L'observation mieux dirigée a fait voir que si les ir-
régularités des saisons et les exhalaisons méphitiques
peuvent apporter des dérangements dans l'économie de
la machine humaine, comme les fièvres des marais
Pontins, et des Maremmes, et comme l'*intempérie* de
Sardaigne, qui sont des maladies *endémiques et locales*
très dangereuses, mais non *épidémiques*, elles ne sont
point à beaucoup près les causes absolues et nécessaires des épidémies proprement dites, auxquelles il en
faut trouver d'autres plus positives et plus immédiates.

« En consultant l'histoire de toutes les épidémies qui
ont affligé les hommes jusqu'à celle de Cagliari inclusi-

vement, on est tout-à-coup saisi par les rapports d'analogie qui existent entre la plupart d'entre elles ; et en
retrouvant en elles les mêmes caractères, les mêmes
symptômes, les mêmes accidents, on ne peut s'empêcher d'y retrouver aussi les mêmes causes, c'est-à-dire
la misère, les blés viciés, les mauvais aliments, la famine.

Telle est la vraie cause de l'épidémie de Cagliari, et
de la plupart de ses aînées, à qui les malheurs de la
guerre, les fléaux des insectes, et de mauvaises récoltes
ont donné naissance avant elles.

Une épidémie du même genre, enfant de la famine,
se déclara en Allemagne au milieu du quinzième siècle.
Le pape *Pie second, Æneas-Sylvius Piccolomini*, qui en
est l'historien, raconte que les enfants et les jeunes filles,
oubliant toute pudeur, se jetaient nus sur les passants,
pour leur demander du pain, s'en disputaient un morceau, et allaient mourir.

En 1699 la disette fit à Paris de si affreux ravages,
que *Poupart* qui en fait le récit, prétendait y trouver
de l'analogie avec la peste d'Athènes.

On trouve dans les mémoires de l'académie des sciences
qu'en 1719, l'usage du seigle attaqué de la rouille fit
naître en France, parmi le bas peuple, une affection
gangreneuse qui commençait à l'extrémité des pieds, et
s'étendait à tout le corps.

Muratori rapporte dans ses annales d'Italie, et on ne
s'en souvient que trop dans le pays, qu'en 1764, une
mauvaise récolte et la pernicieuse qualité des aliments
produisit une maladie épidémique, qui ravagea le
royaume de Naples. Elle avait à-peu-près les mêmes
symptômes, le même caractère, la même marche que

l'épidémie de Cagliari, fièvre nerveuse, fièvre inflammatoire, fièvre putride et maligne, avec le pourpre. Après que beaucoup de victimes eurent succombé, on découvrit à Rome un emplâtre prétendu souverain, qui guérit beaucoup de monde, à ce que prétend Muratori, lequel peut-être dans cette occasion, comme dans quelques autres, a manqué de critique; mais le temps et la lassitude du mal firent beaucoup plus encore que l'emplâtre de Rome.

Les fièvres d'hôpitaux qui se montrèrent à Gênes, à Nice, à Dijon, et en Espagne, fruit des fatigues de la guerre, des privations de tout genre, des mauvais aliments, de la misère, eurent un bien plus grand air de famille encore avec l'épidémie sarde.

Mais aucune peut-être n'eut avec elle une ressemblance plus frappante que celle qui ravagea l'armée française en Syrie, dans la campagne d'Égypte de l'an 7. Les observations pratiques recueillies dans le temps par les médecins français paraissent être l'histoire de la maladie de Cagliari.

La fatigue des marches forcées, la privation de tout, des aliments détestables, la faim, la soif, tous les maux supportés avec un courage héroïque, développèrent dans cette brave armée la cruelle épidémie qui la décima d'une si épouvantable manière à Jaffa, et devant Saint-Jean-d'Acre.

Le docteur *Pugnet*, un de ceux qui ont le mieux écrit sur les fièvres malignes et pestilentielles du Levant, avoue que les phénomènes qui caractérisent celle de Syrie, ont une trop bizarre variété, et que ses symptômes sont trop irréguliers, pour qu'il se sente capable d'en faire une exacte définition.

La maladie de Syrie a eu pourtant un caractère qui **a** été universellement reconnu.

Elle se divisait en trois fièvres distinctes, *l'inflamma-toire, la putride, la nerveuse.* C'est précisément la division qu'à Cagliari comme en Syrie, on a cru devoir établir, jusqu'à ce qu'on fût convenu de s'en tenir à la seule dénomination de fièvre *névrosténique.*

Là, comme à Cagliari,

La fièvre inflammatoire s'annonçait par la dureté et la fréquence du pouls, la rougeur de la face, la chaleur de la peau, la douleur de la tête à la région du front et des tempes, et par la naissance au troisième ou quatrième jour, d'une grande quantité de pétéchies ou taches de pourpre, qui se répandaient sur les bras, sur le cou, sur la poitrine et sur le bas-ventre ;

La fièvre putride, par la rareté et l'inégalité du pouls, par la sécheresse et la couleur noirâtre de la langue, par l'ardeur de la peau, les douleurs de tête à l'occiput, les douleurs de bas-ventre, une extrême prostration de forces, etc., etc. ;

La fièvre nerveuse, par la faiblesse et la presqu'imperceptibilité du pouls, la mélancolie la plus profonde, la chute totale des forces vitales, les vertiges, les syncopes, les vomissements, une soif, une chaleur interne dévorante, la froideur des extrémités, les pétéchies, le délire, les convulsions, une somnolence insurmontable, et la rapidité de la mort qui frappait le malade presque aussitôt qu'il avait été attaqué.

En lisant dans l'histoire médicale de l'armée d'Égypte la description de l'épidémie de Syrie, on croit lire celle de l'épidémie de Cagliari.

On y retrouve du moins, comme à la plupart de leurs

antécédentes, les mêmes principes, la même origine,
le même caractère.

Toutes les récoltes de 1815 ayant manqué en Sardaigne, le peuple, privé de tout, tomba dans une effroyable misère. Le pain, ordinairement excellent, était d'une détestable qualité, et d'un prix excessif. Les malheureux, sans travail, sans industrie, sans asile, venaient étaler dans les rues leur nudité, qu'un hiver rigoureux rendait plus cruelle, se nourrissaient d'animaux morts de froid ou de faim, ou d'autres aliments dégoûtants, qu'ils disputaient aux chiens sur des tas d'immondices, et au retour du printemps se rassasiaient d'herbes crues et de plantes sauvages.

Des causes d'épidémie si caractérisées, et leur ressemblance si marquée avec celles qui ont fait naître les autres épidémies dont on a gardé le triste souvenir, dispensent de chercher l'origine de celle de Cagliari dans l'influence de l'air, et dans les variations de l'atmosphère.

Tout ce qui vient d'être exposé est le résumé du système de ceux qui formaient le parti de l'*opposition* médicale.

La description des phénomènes de l'épidémie de Syrie est presque la même que celle de l'épidémie de Cagliari. Ces deux maladies ont eu entre elles des rapports frappants, et on ne trouve dans l'exposé de leurs symptômes que de légères différences.

Ses symptômes.

A Cagliari le période de la maladie variait en général de trois à neuf, à quatorze et à vingt-un jours.

C'est ordinairement après le septième que les symptômes s'aggravaient, et que se déclaraient le délire, les convulsions, le tremblement des membres; la brièveté et l'intermittence du pouls , les sueurs froides, et les taches ou pétéchies, livides et noirâtres, signes presque toujours certains de l'approche de la mort.

La fièvre était en général *inflammatoire* dans les jeunes gens d'un tempérament sanguin, *putride* dans les hommes mélancoliques et d'un âge mûr, *nerveuse* dans les sujets pituiteux ou énervés par les abus.

Le moment qui suivait la mort était ordinairement marqué par une hémorragie.

Son traitement. On peut croire qu'au milieu de tant d'opinions divergentes , dont quelques unes n'étaient rien moins que diamétralement opposées les unes aux autres, il ne pouvait y avoir de méthode de traitement fixe , une, décisive et prononcée. La majorité des médecins en indiqua une cependant, qu'elle continua de pratiquer sans en démordre un instant, malgré les plus solides objections, et qui, adoptée par l'opinion publique, devint, en dépit de tout, une prescription universelle , absolue, la cure *sine quâ non.* C'était les émétiques, les excitants, les toniques, la valériane, les sangsues , les ventouses, les vessicatoires et la saignée, mais, par-dessus tout la saignée. Malheur à ceux qui n'étaient pas saignés à la première invasion du mal, on leur prononçait leur sentence de mort.

D'autres médecins de l'*opposition* la condamnaient hautement. On a vu une consultation du docteur *Amati*, de Naples, où, prenant tout le contre-pied des médecins de l'opinion dominante, il prononce que la saignée est mortelle.

Placés entre deux manières de voir si contraires, les patients étaient trop heureux de trouver quelquefois des docteurs qui voulussent étudier le mal pour le traiter, et qui fissent des prescriptions raisonnables, adaptées à l'individu, et non systématiques.

Pendant ces discussions et ces débats, pendant qu'on dissertait savamment pour savoir si la saignée était salutaire ou funeste, si elle sauvait le malade ou le tuait, *Ses résultats.* les victimes se multipliaient tous les jours, et la mort marchait. La ville seule de Cagliari perdit en quatre mois le dixième de sa population.

www.ingramcontent.com/pod-product-compliance
Lightning Source LLC
Chambersburg PA
CBHW070816210326
41520CB00011B/1976